RECETTES DE SMOOTHIE GOUTTE

Mélanges riches en nutriments rapides et faciles pour gérer l'inflammation.

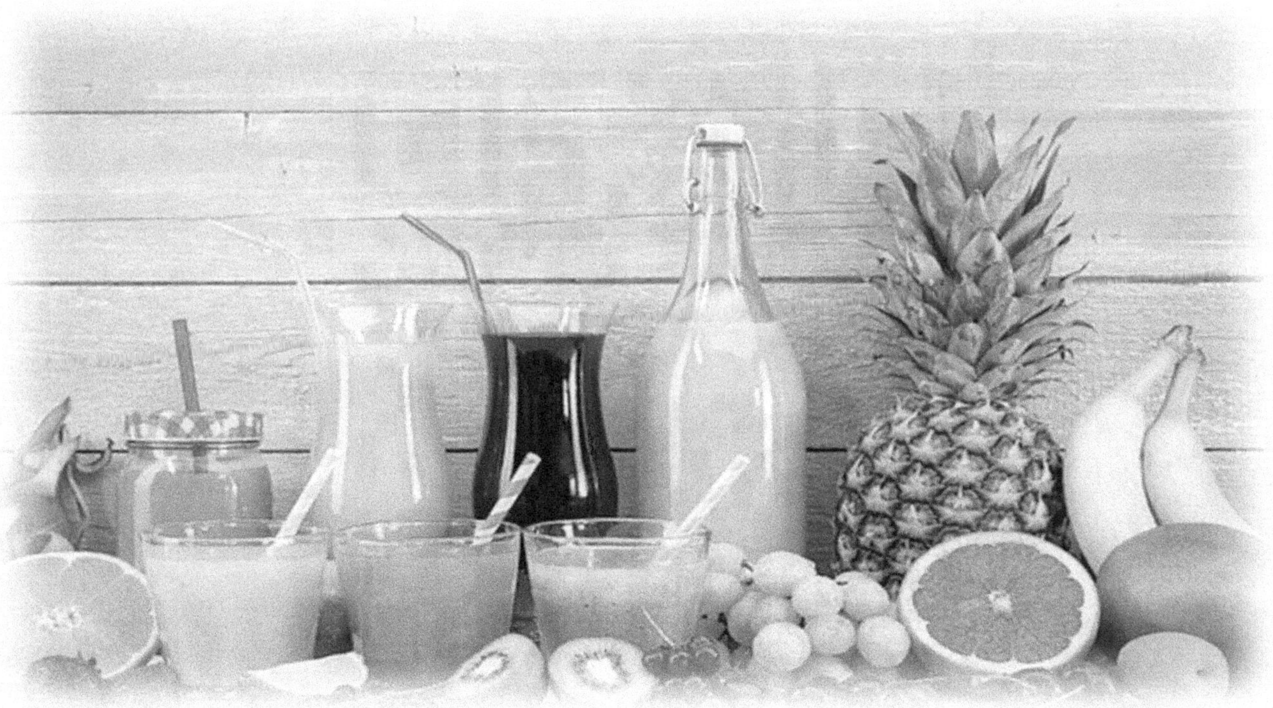

Christiana White

ACCÉDER À PLUS DE LIVRES

CLAUSE DE NON-RESPONSABILITÉ

Les recettes de ce livre de recettes sont fournies à titre informatif uniquement et ne constituent pas un conseil médical ou professionnel. Bien que l'auteur et l'éditeur aient fait tous les efforts possibles pour garantir l'exactitude et l'efficacité des recettes, ils ne sont pas responsables des effets indésirables ou des conséquences résultant de l'utilisation des suggestions présentées ici.

Les informations contenues dans ce livre de recettes ne doivent pas remplacer les conseils d'un professionnel. Il est conseillé aux lecteurs de consulter un professionnel de la santé ou un professionnel de la cuisine avant d'apporter des modifications significatives à leur alimentation ou à leurs pratiques culinaires.

Les informations nutritionnelles sont approximatives et doivent être utilisées uniquement à titre indicatif. Des variations peuvent survenir en raison de la disponibilité des produits, de la préparation des aliments, de la taille des portions et d'autres facteurs.

L'auteur et l'éditeur déclinent toute responsabilité liée à l'utilisation de ces informations. Il est de la responsabilité du lecteur de déterminer la valeur et la qualité de toute recette ou instruction fournie pour la préparation des aliments et de déterminer l'adéquation nutritionnelle de l'aliment à consommer.

À PROPOS DE L'AUTEUR

Lorsqu'il s'agit de livres de cuisine savoureux et nutritifs qui transforment le bien-être en un délicieux voyage, Christiana White est l'auteur vers laquelle vous vous tournez. Elle aborde la cuisine sous un nouvel angle et a une passion pour la création d'aliments sains.

Motivée par sa propre quête de santé, les livres de Christiana sur Amazon regorgent de recettes délicieuses qui démontrent que manger sainement peut être à la fois simple et agréable. Sa méthode créative rend la cuisine accessible à tous les niveaux en fusionnant des aliments simples et entiers avec des saveurs du monde entier.

Les lecteurs des repas de Christiana s'extasient sur les effets bénéfiques de ses aliments sur leur vie en dehors de la cuisine. Ses livres sont plus que de simples recettes ; ce sont des guides pour un mode de vie plus heureux et meilleur, qui se traduit par tout, depuis plus d'énergie jusqu'à une passion revitalisée pour la cuisine.

Accompagnez Christiana pour découvrir comment transformer vos repas en expériences satisfaisantes et joyeuses. Découvrez le délicieux croisement de la santé et de la saveur en plongeant dans le monde coloré de ses livres de cuisine.

TABLE DES MATIÈRES.

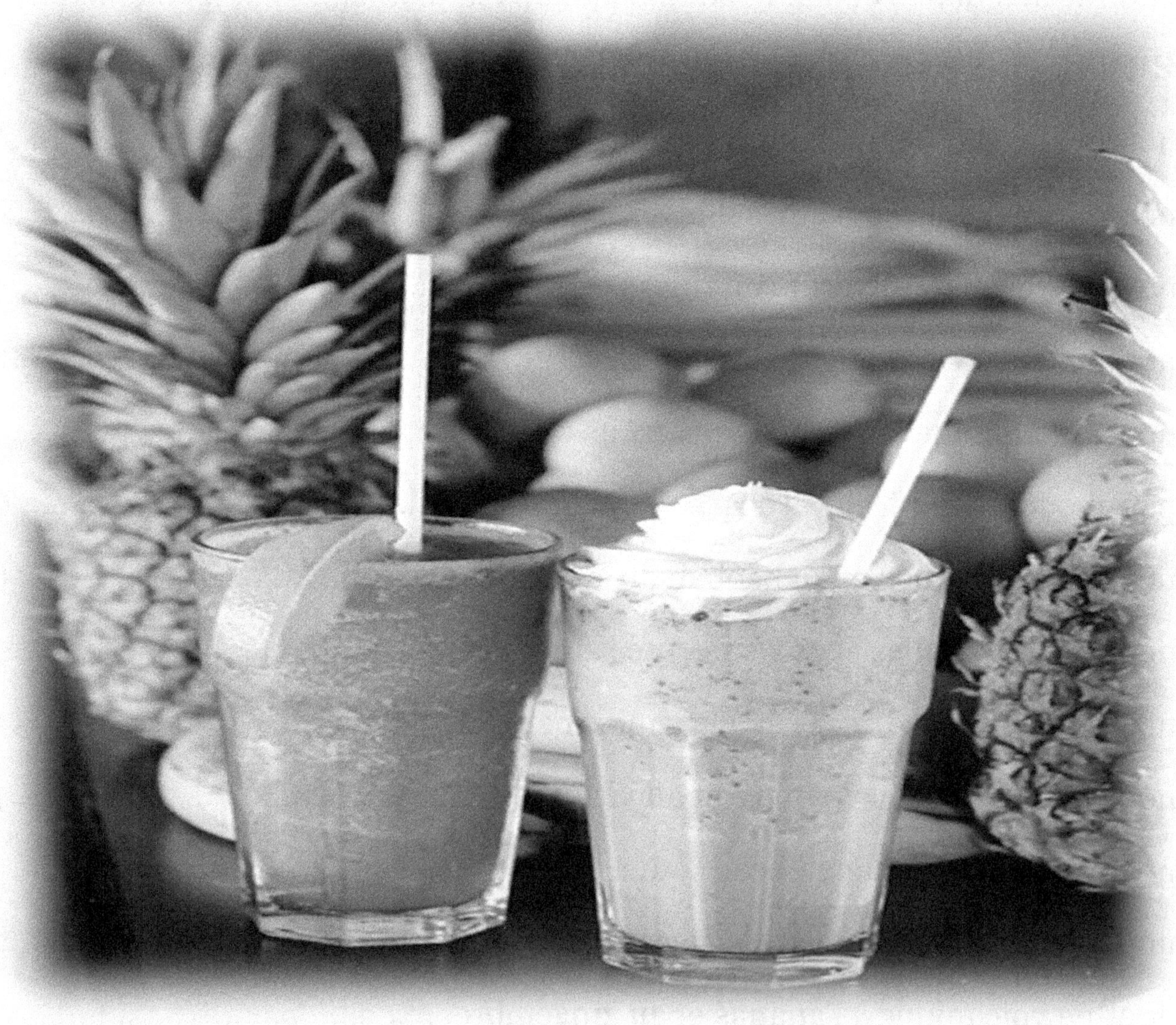

INTRODUCTION

je Imaginez une vie sans inconfort lié à la goutte, avec chaque repas à la fois savoureux et curatif. Êtes-vous fatigué de toujours faire face à des poussées de goutte ? Découvrez comment des smoothies simples peuvent améliorer votre santé.

La goutte est un trouble douloureux caractérisé par des quantités élevées d'acide urique dans le sang. Cela peut provoquer de graves douleurs articulaires et une inflammation, rendant les tâches normales difficiles.

Ce livre de recettes propose une variété de délicieuses recettes de smoothies spécialement conçues pour aider à traiter la goutte. Chaque plat comprend des éléments qui réduisent l'inflammation et favorisent la santé globale. En incluant ces smoothies dans votre alimentation, vous profiterez non seulement de délicieuses boissons, mais vous ressentirez également moins de symptômes de goutte, plus d'énergie et un meilleur sentiment général de bien-être.

En tant que diététiste ayant personnellement lutté contre la goutte, je comprends les difficultés auxquelles vous êtes confrontés. Mon objectif est de vous proposer des repas simples, efficaces et agréables qui ont un impact significatif. Ce livre regorge de recettes colorées et faciles à suivre et de conseils utiles pour vous aider sur votre chemin vers une meilleure santé.

Bienvenue dans « Recettes de smoothies contre la goutte », votre guide de smoothies savoureux et cicatrisants qui favorisent un mode de vie respectueux de la goutte.

CHAPITRE 1 : COMPRENDRE LA GOUTTE.

Qu'est-ce que la goutte ?

Il s'agit d'une sorte d'arthrite qui provoque des douleurs articulaires soudaines et sévères, des rougeurs et une sensibilité. Cela se produit lorsque des cristaux d'urate s'accumulent dans votre articulation, provoquant une inflammation et un inconfort grave. Lorsque votre sang contient une concentration élevée d'acide urique, des cristaux d'urée peuvent se former. Votre corps produit de l'acide urique en dégradant les purines, qui sont des produits chimiques naturellement présents dans votre corps et dans certains régimes.

Normalement, l'acide urique se dissout dans votre sang et circule dans vos reins pour produire de l'urine. Cependant, votre corps peut créer trop d'acide urique ou en éliminer trop peu. Lorsque cela se produit, l'acide urique peut s'accumuler, générant des cristaux d'urate pointus en forme d'aiguilles dans l'articulation ou les tissus environnants, provoquant une douleur, une inflammation et un gonflement.

Comment le régime alimentaire affecte la goutte

La gestion de la goutte repose en grande partie sur l'alimentation. La goutte est étroitement liée aux taux d'acide urique dans le sang, et l'acide urique est créé par la dégradation des purines. Par conséquent, réduire la consommation de purines par le biais de l'alimentation peut aider à gérer et à éviter les crises de goutte.

- **Aliments riches en purines** : La consommation de purines peut augmenter les niveaux d'acide urique dans le sang. Ceux-ci comprennent la viande rouge, les abats et les fruits de mer comme les anchois, les sardines, les moules, les pétoncles, la truite et le thon.

- **Alcool** : L'alcool, en particulier la bière et les spiritueux, peut augmenter le taux d'acide urique et provoquer des crises de goutte. L'alcool inhibe l'élimination de l'acide urique du corps.
- **Aliments et boissons sucrés** : Les boissons et aliments sucrés au fructose peuvent augmenter les niveaux d'acide urique. Cela comprend les boissons sucrées, les jus de fruits et les desserts.
- **Gestion du poids** : Le surpoids augmente le risque de goutte, bien que la diminution du poids puisse contribuer à réduire les niveaux d'acide urique et à diminuer la fréquence des crises.
- **Hydratation** : Rester hydraté permet aux reins d'éliminer plus efficacement l'acide urique. Boire beaucoup d'eau est essentiel pour traiter la goutte.

Aliments à inclure et à éviter.

Aliments à inclure :

Aliments à faible teneur en purines :

- Fruits : Les cerises, les fraises, les myrtilles et d'autres fruits peuvent réduire les niveaux d'acide urique.
- Légumes : Les légumes-feuilles, les poivrons et autres légumes contiennent peu de purines et sont riches en nutriments.
- Céréales entières : le riz brun, l'avoine et l'orge sont d'excellentes options.

- Produits laitiers faibles en gras : Le lait, le yaourt et le fromage peuvent réduire les niveaux d'acide urique.
- Noix et graines : Les amandes, les graines de lin et les graines de chia sont riches en graisses et en protéines saines.

Aliments hydratants :

- Concombre : Une teneur élevée en eau favorise l'hydratation.
- Pastèque : La pastèque est riche en eau et peut vous aider à rester hydraté.

Aliments anti-inflammatoires :

- Le gingembre et le curcuma sont connus pour leurs effets anti-inflammatoires.
- Les acides gras oméga-3 se trouvent dans les graines de lin, les graines de chia et les noix.

Glucides complexes :

- Patates douces : Riches en glucides complexes et en fibres.
- Quinoa : riche en protéines et en fibres, mais pauvre en purines.

Aliments à éviter :

Aliments à haute teneur en purines

- La viande rouge comprend le bœuf, l'agneau et le porc.
- Les abats comprennent le foie, les rognons et les ris de veau.
- Certains fruits de mer, notamment les anchois, les sardines, les moules, les pétoncles, la truite et le thon.

Alcool :

- La bière est riche en purines et peut provoquer des épisodes de goutte.
- Spiritueux : peuvent augmenter les niveaux d'acide urique.

Aliments et boissons contenant du sucre :

- Sodas, en particulier ceux édulcorés avec du sirop de maïs à haute teneur en fructose.
- Les jus de fruits sont riches en fructose et peuvent augmenter les niveaux d'acide urique.
- Les sucreries comprennent les gâteaux, les bonbons et autres friandises sucrées.

Aliments transformés :

- Restauration rapide : contient fréquemment des graisses et des sucres nocifs.
- Les collations transformées comprennent les chips, les craquelins et autres collations transformées.

Les personnes souffrant de goutte qui suivent ces conseils diététiques peuvent mieux gérer leur maladie, minimiser la fréquence des crises de goutte et améliorer leur qualité de vie globale. Demandez toujours des conseils nutritionnels personnalisés à un professionnel de la santé.

Smoothies dans un régime adapté à la goutte

Les smoothies peuvent jouer un rôle important dans un régime alimentaire adapté à la goutte en facilitant l'inclusion de vitamines, de minéraux et de produits chimiques anti-inflammatoires essentiels dans votre routine quotidienne. Ils sont également délicieux et riches en nutriments. Voici comment les smoothies peuvent contrôler efficacement la goutte :

1. Densité nutritionnelle

Les smoothies sont un excellent moyen d'obtenir une gamme de nutriments en un seul repas ou une seule collation. En combinant des fruits, des légumes, des noix, des graines et d'autres composants sains, vous pouvez préparer une boisson riche en nutriments qui favorise la santé générale et atténue les symptômes de la goutte. Les principaux minéraux utiles contre la goutte sont :

- Vitamine C : La vitamine C, présente dans les fruits comme les fraises, les oranges et les kiwis, peut aider à réduire les niveaux d'acide urique.
- Fibres : Les fibres, présentes dans les fruits, les légumes et les graines, facilitent la digestion et aident à maintenir un poids santé, deux éléments importants pour la gestion de la goutte.
- Antioxydants : les baies, les légumes-feuilles et les noix contiennent des antioxydants qui réduisent l'inflammation et le stress oxydatif.

2. Hydratation

Rester hydraté est essentiel pour contrôler la goutte, car cela permet aux reins d'éliminer l'excès d'acide urique. Les smoothies, en particulier ceux à base de fruits et légumes riches en eau comme les concombres, les melons et le céleri, vous aident à rester hydraté tout au long de la journée.

Ajouter de l'eau de coco ou de l'eau plate à vos smoothies peut aider à l'hydratation.

3. Propriétés anti-inflammatoires .

De nombreux ingrédients des smoothies sont naturellement anti-inflammatoires, ce qui peut aider à réduire la fréquence et la gravité des crises de goutte. Le gingembre, le curcuma, les cerises et les légumes-feuilles sont tous reconnus pour leurs propriétés anti-inflammatoires.

Les incorporer à vos smoothies vous aidera à contrôler naturellement l'inflammation liée à la goutte.

4. Faible teneur en purines .

Un régime alimentaire adapté à la goutte nécessite une sélection rigoureuse d'aliments pauvres en purines afin de réduire l'accumulation d'acide urique. Les smoothies peuvent être personnalisés pour contenir des ingrédients à faible teneur en purine tels que :

- Les fruits comprennent les baies, les cerises, les pommes et les agrumes.
- Les légumes comprennent les épinards, le chou frisé, les concombres et les carottes.
- Les noix et les graines comprennent les amandes, les graines de lin et les graines de chia.

Les smoothies peuvent constituer un élément sain et bénéfique d'un régime alimentaire adapté à la goutte si les aliments riches en purines tels que les crustacés, la viande rouge et les abats sont évités.

5. Gestion du poids

Maintenir un poids santé est essentiel pour gérer la goutte, car l'excès de poids peut augmenter les niveaux d'acide urique et exercer une pression supplémentaire sur les articulations. Les smoothies peuvent faire partie d'une alimentation saine qui facilite la gestion du poids.

Les smoothies peuvent vous aider à vous sentir rassasié en contenant des ingrédients riches en fibres et en protéines tels que des légumes-feuilles, des noix, des graines et du yaourt faible en gras, minimisant ainsi le risque de trop manger.

6. Pratique et polyvalent .

Les smoothies sont rapides et simples à préparer, ce qui en fait un choix idéal pour les personnes occupées. Ils peuvent être adaptés pour répondre aux préférences gustatives et aux besoins nutritionnels de chacun.

Les smoothies peuvent être personnalisés pour répondre à vos besoins : un petit-déjeuner rapide, une collation après l'entraînement ou une boisson rafraîchissante.

Les smoothies peuvent constituer un élément important d'un régime alimentaire adapté à la goutte, offrant un moyen savoureux et pratique d'ingérer des nutriments essentiels, de rester hydraté et de réduire l'inflammation. En sélectionnant soigneusement des composants anti-inflammatoires à faible teneur en purine, vous pouvez préparer des smoothies qui non seulement ont bon goût, mais qui sont également bénéfiques pour votre santé générale et contrôlent efficacement les symptômes de la goutte.

CHAPITRE 2 : LE POUVOIR DES SMOOTHIES

Smoothies contre jus

Même si les smoothies et les jus peuvent faire partie d'une alimentation équilibrée, il existe des différences importantes, en particulier pour les personnes souffrant de goutte :

Teneur en fibres :

- Smoothies : les fruits et légumes fournissent des fibres qui facilitent la digestion, régulent la glycémie et vous permettent de vous sentir rassasié plus longtemps.
- Jus : Généralement, les fibres sont éliminées, ce qui donne une dose plus concentrée de vitamines et de minéraux, mais sans les avantages des fibres.

Densité nutritionnelle :

- Smoothies : les smoothies peuvent contenir un large éventail de composants, notamment des fruits, des légumes, des noix, des graines et des produits laitiers ou du lait végétal, ce qui les rend à la fois riches en nutriments et équilibrés.
- Jus : riches en vitamines et en minéraux, mais peuvent manquer de protéines et de bonnes graisses à moins d'être ajoutés.

Satiété :

- Smoothies : En raison de leur teneur en fibres et en protéines, les smoothies sont plus complets et peuvent être utilisés comme substitut de repas ou comme collation substantielle.
- Jus : peuvent être moins rassasiants et entraîner des augmentations et des diminutions plus rapides de la glycémie.

Préparation et polyvalence :

- Smoothies : simples à préparer avec un mélangeur et peuvent être personnalisés avec une variété d'ingrédients pour répondre à des besoins et préférences alimentaires spécifiques.
- Jus : nécessitent un presse-agrumes et peuvent nécessiter une préparation et un nettoyage supplémentaires. Il est préférable de les consommer immédiatement pour conserver leur contenu nutritionnel.

Créer un smoothie équilibré

Créer un smoothie équilibré consiste à mélanger les composants appropriés pour le rendre nutritif, agréable et respectueux de la goutte. Voici une stratégie pour créer un smoothie équilibré :

Sélectionnez une base liquide :

- Eau ou eau de coco : hydratante et peu calorique.
- Lait d'amande ou d'avoine : apporte une onctuosité et est faible en purines.
- Yaourt grec : contient des protéines et des probiotiques.

Ajouter des fruits :

- Baies : Les myrtilles, les fraises et les cerises sont faibles en purines mais riches en antioxydants.
- Agrumes : Les oranges et les citrons contiennent de la vitamine C, mais doivent être consommés avec modération.
- Les bananes apportent une douceur naturelle et du potassium.

Inclure les légumes :

- Légumes-feuilles : Les épinards, le chou frisé et la bette à carde sont riches en nutriments mais pauvres en purines.

- Concombre et céleri : hydratants et peu caloriques.

Incorporer les protéines .

- Yaourt grec ou tofu soyeux : apporte des protéines et du crémeux.
- Poudre de protéine : sélectionnez un produit à base de plantes à faible teneur en purine.

Ajoutez des graisses saines :

- Avocat : Offre des graisses saines et une texture crémeuse.
- Graines de chia ou graines de lin : apportent des acides gras oméga-3 et des fibres.
- Beurres de noix : utilisez du beurre d'amande ou de noix de cajou pour augmenter les protéines et les graisses saines.

Boostez avec les superaliments.

- Le gingembre et le curcuma possèdent des qualités anti-inflammatoires.
- Spiruline ou Chlorelle : Fournit un boost nutritionnel.
- Cannelle ou noix de muscade : Améliore la saveur et fournit des antioxydants.

Sucrer naturellement :

- Miel ou sirop d'érable : À utiliser avec précaution pour éviter trop de sucre.
- Les dattes apportent une douceur naturelle et des fibres.

Suivre ces suggestions vous permettra de préparer des smoothies délicieux et équilibrés, conçus pour compléter un régime alimentaire adapté à la goutte, contribuant ainsi à contrôler les symptômes et à améliorer la santé globale.

CHAPITRE 3 : GLOSSAIRE DES INGRÉDIENTS

Liste détaillée des ingrédients adaptés à la goutte.

W Lorsque vous préparez des smoothies pour un régime alimentaire adapté à la goutte, il est essentiel d'inclure des composants faibles en purines et anti-inflammatoires.

Fruits

- Il a été démontré que les cerises abaissent les niveaux d'acide urique et réduisent l'inflammation.
- Baies : Les myrtilles, les fraises et les framboises sont riches en antioxydants.
- Agrumes : Les oranges, les citrons et les limes contiennent de la vitamine C.
- Les bananes sont faibles en purines et riches en potassium.
- Les pommes fournissent des fibres et de la vitamine C.
- L'ananas contient de la bromélaïne, une enzyme anti-inflammatoire.
- Les poires sont pauvres en purines et riches en fibres.
- La pastèque est hydratante et pauvre en purines.
- Les kiwis sont riches en vitamine C et en fibres.
- La papaye contient des propriétés anti-inflammatoires.

Légumes

- Épinards : riches en vitamines et minéraux mais pauvres en purines.
- Le chou frisé est riche en antioxydants et en vitamines.
- Le concombre est hydratant et peu calorique.
- Les carottes sont riches en bêta-carotène et en fibres.
- Le céleri contient des propriétés anti-inflammatoires.
- La betterave est riche en antioxydants et en fibres.
- La courgette est faible en calories et riche en vitamines.

- Les poivrons sont riches en vitamine C et en antioxydants.
- L'avocat contient des graisses et des fibres saines.
- Le brocoli contient des fibres, des vitamines C et K.

Noix et graines.

- Les amandes contiennent des graisses et des protéines saines.
- Graines de chia : riches en acides gras oméga-3 et en fibres.
- Les graines de lin sont riches en acides gras oméga-3 et en lignanes.
- Les noix contiennent des acides gras oméga-3 anti-inflammatoires.
- Les graines de citrouille sont riches en magnésium et en antioxydants.

Liquides

- L'eau est essentielle à l'hydratation.
- L'eau de coco est hydratante et faible en calories.
- Le lait d'amande est pauvre en purines et contient du calcium.
- Lait d'avoine : riche en fibres, faible en purines.
- Le thé vert a des effets antioxydants et anti-inflammatoires.

Épices et compléments

- Le gingembre est connu pour ses qualités anti-inflammatoires.
- Le curcuma contient de la curcumine, un puissant ingrédient anti-inflammatoire.
- Cannelle : Rehausse la saveur et possède des qualités anti-inflammatoires.
- Miel : Un édulcorant naturel avec des antioxydants.
- Jus de citron : Fournit de la vitamine C et améliore la saveur.

<u>Conseils sur l'approvisionnement et la sélection</u>

Choisissez biologique lorsque cela est possible :

- Les fruits et légumes biologiques ne contiennent ni pesticides ni produits chimiques, ce qui en fait une option plus saine. Recherchez les labels biologiques dans votre supermarché de quartier ou sur votre marché de producteurs.

Produits de saison et locaux :

- Choisissez des aliments de saison et cultivés localement pour une fraîcheur et une valeur nutritionnelle optimales. Les fruits et légumes de saison sont généralement moins chers et meilleurs pour l'environnement.

Vérifiez la fraîcheur :

- Lors de la sélection des légumes, recherchez des couleurs vives et des textures fermes. Évitez les fruits et légumes meurtris, tachés ou présentant des symptômes de pourriture.

Achetez en gros et conservez correctement.

- Achetez des noix, des graines et des céréales en gros pour économiser de l'argent. Pour les conserver au frais, conservez-les dans des contenants hermétiques dans un endroit frais et sombre.

Lire les étiquettes :

- Lorsque vous achetez des produits emballés tels que du lait d'amande ou du yaourt, lisez les étiquettes pour éviter les sucres supplémentaires et les substances artificielles. Choisissez des articles contenant peu d'ingrédients et sans sucres supplémentaires.

Utilisez des sources fiables.

- Faites des achats auprès de fournisseurs et de marques fiables, connus pour leur haute qualité et leurs méthodes éthiques. Cela garantit que vous recevez des aliments de haute qualité, sûrs et nutritionnels.

Cultivez le vôtre :

- Si possible, plantez vos propres herbes, légumes et fruits. Cela garantit la fraîcheur des aliments et vous permet de contrôler les conditions de croissance.

En sélectionnant et en vous procurant soigneusement des ingrédients de haute qualité respectueux de la goutte, vous pouvez préparer des smoothies délicieux et nutritifs qui favorisent votre santé et contrôlent efficacement les symptômes de la goutte.

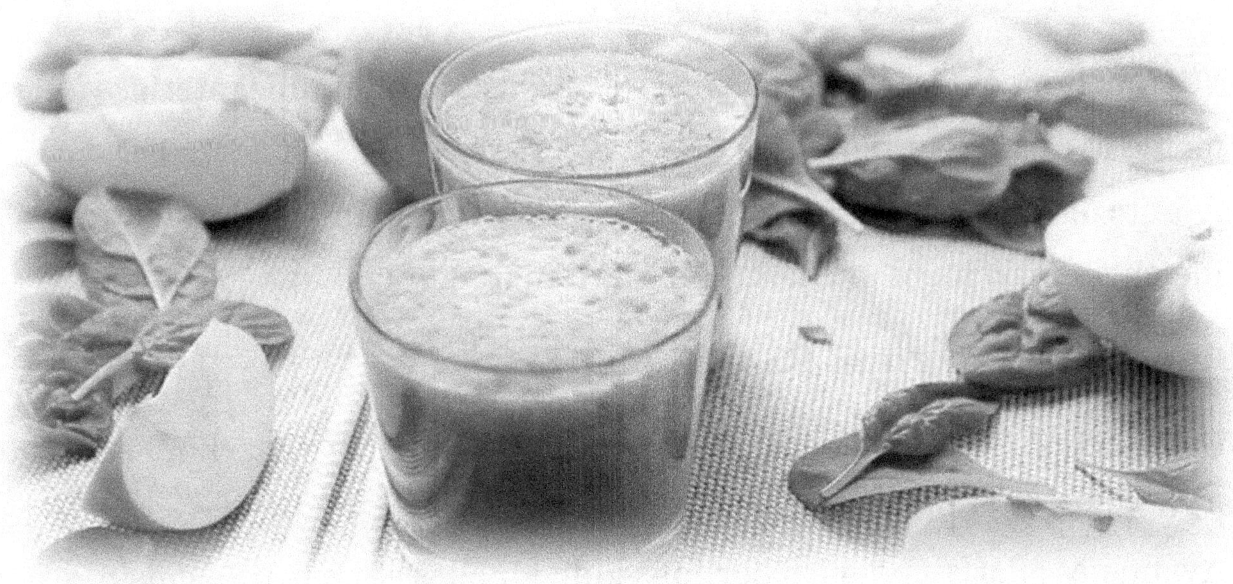

CHAPITRE 4 : ÉQUIPEMENT ET TECHNIQUES.

Mélangeurs et accessoires recommandés

Choisir le bon mixeur et les bons accessoires est essentiel pour créer des smoothies onctueux, savoureux et riches en nutriments, en particulier dans le cadre d'un régime adapté à la goutte.

Mélangeurs

Mélangeur Vitamix 5200 de qualité professionnelle :

- Les caractéristiques comprennent un moteur haute performance, un contrôle de vitesse variable et des lames en acier inoxydable durables.
- Avantages : Peut manipuler des matériaux durs comme les légumes-feuilles et les fruits surgelés, ce qui donne une consistance lisse.

Mélangeur BlendTec Designer Series :

- Les fonctionnalités incluent des cycles préprogrammés, une interface à écran tactile et un moteur puissant.
- Avantages : Idéal pour produire de grandes quantités de smoothies et mélanger facilement une large gamme d'ingrédients.

Machine à smoothie Ninja SS 101 Foodi :

- Les fonctionnalités incluent une conception compacte, la technologie Auto-iQ et plusieurs options de mélange.
- Avantages : Parfait pour les portions individuelles et les petites cuisines, avec des fonctionnalités conviviales.

Combinaison de mélangeur NutriBullet :

- Les caractéristiques incluent plusieurs tailles de tasses, un moteur robuste et une facilité de nettoyage.
- Avantages : Bon marché et idéal pour des smoothies rapides en portion individuelle.

Accessoires

Pailles à smoothie réutilisables :

- Matériau : silicone ou acier inoxydable.
- Avantages : Écologique et durable, idéal pour siroter des smoothies épais.

Bouteille de mixeur et boule de fouet :

- Caractéristiques : portable, avec une boule fouettée pour mélanger.
- Avantages : Parfait pour les smoothies et les shakes protéinés à emporter.

Bacs à glaçons en silicone

- Caractéristiques : Cubes flexibles et simples à retirer.
- Avantages : Idéal pour congeler les composants d'un smoothie à l'avance.

Bocaux et couvercles Mason :

- Les caractéristiques comprennent des bocaux en verre avec des couvercles hermétiques.
- Avantages : Idéal pour conserver et conserver la fraîcheur des smoothies préparés.

<u>Techniques de préparation de smoothies</u>

Créer le smoothie parfait nécessite quelques compétences essentielles pour garantir la texture, la saveur et l'équilibre nutritionnel appropriés.

1. Ingrédients de superposition :

- Couche inférieure : Commencez par des liquides tels que de l'eau, du lait d'amande ou de l'eau de coco. Cela permet aux lames de bouger librement.
- Couche intermédiaire : incluez des aliments mous tels que du yaourt, des bananes ou des avocats.
- Couche supérieure : placez dessus les composants plus durs comme les fruits surgelés, les noix et les graines.

2. Étapes de mélange :

- Tout d'abord, mélangez les composants liquides et mous pour former une base lisse.
- Deuxième mélange : ajoutez les composants les plus durs et mélangez jusqu'à consistance lisse. Cela maintient la cohérence de la texture.

3. Utilisez des ingrédients surgelés :

- Avantages : Les fruits et légumes surgelés peuvent remplacer la glace dans les smoothies, les rendant plus épais et plus savoureux sans les diluer.
- Astuce : Pour plus de commodité, congelez à l'avance les fruits comme les bananes, les baies et les mangues.

4. Ajouter des verts :

- Technique : Tout d'abord, mélangez les légumes verts comme les épinards ou le chou frisé avec le liquide pour les décomposer complètement avant d'ajouter le reste des ingrédients.

- Astuce : Ajoutez une poignée de légumes verts pour augmenter la valeur nutritionnelle sans dominer la saveur.

5. Saveurs équilibrées :

- Douceur : ajoutez des édulcorants naturels comme du miel, des dattes ou des fruits mûrs.
- Acidité : Pour égayer les saveurs , utilisez un peu de jus de citron ou de lime.
- Onctuosité : ajoutez du yaourt grec, de l'avocat ou du beurre de noix pour une texture crémeuse.

Conseils de conservation et de préparation des repas

Un stockage et une planification des repas appropriés peuvent vous faire gagner du temps et garantir que vous aurez toujours un smoothie anti-goutte prêt à emporter.

1. Packs gelés :

- Méthode : Répartissez les ingrédients du smoothie dans des sacs allant au congélateur. À l'exception du liquide, ajoutez les fruits, les légumes et tout autre ingrédient.
- Avantages : Gain de temps et conservation des ingrédients plus frais. Ajoutez simplement le liquide et mélangez lorsque vous êtes prêt.

2. Smoothies pré-mélangés :

- Méthode : Mélangez les smoothies à l'avance et réfrigérez-les dans des contenants scellés.

- Astuce : les smoothies peuvent se séparer avec le temps. Bien agiter ou mélanger à nouveau avant de consommer.

3. Bacs à glaçons :

- Méthode : Placer les smoothies mélangés dans des bacs à glaçons et congeler. Une fois les cubes congelés, transférez-les dans un sac de congélation.
- Les avantages incluent un contrôle facile de la quantité et un mélange rapide. Ajoutez simplement quelques cubes dans votre mixeur avec un peu de liquide.

4. Bocaux Mason :

- Méthode : Conservez les smoothies pré-mélangés dans des bocaux Mason avec des couvercles hermétiques.
- Astuce : laissez un peu d'espace en haut pour l'expansion en cas de gel. Décongeler au réfrigérateur toute la nuit avant de manger.

5. Étiquetage et date :

- Astuce : Étiquetez vos paquets ou pots de smoothies avec la date et les ingrédients. Cela vous permet de garder une trace de la fraîcheur et d'utiliser en premier les packs les plus anciens.

6. Stockage adéquat :

- Réfrigérateur : conservez les smoothies prémélangés au réfrigérateur jusqu'à deux jours. Pour conserver les aliments au frais, conservez-les dans des contenants hermétiques.
- Congélateur : Les packs de smoothies et les glaçons peuvent rester au congélateur jusqu'à trois mois. Pour éviter les brûlures au congélateur, assurez-vous qu'ils sont bien emballés.

7. Décongeler et remélanger :

- Méthode : Placez les paquets ou les cubes de smoothie surgelés au réfrigérateur pendant la nuit. Pour une option rapide, mélangez des cubes surgelés avec une petite quantité de liquide.
- Astuce : Pour redonner la texture crémeuse aux smoothies glacés, mixez-les à nouveau.

Suivre ces stratégies et pratiques peut vous aider à accélérer votre processus de préparation de smoothies, en vous assurant de toujours disposer d'un choix nutritif et respectueux de la goutte. Cela vous fait non seulement gagner du temps, mais vous aide également à respecter vos objectifs nutritionnels, ce qui simplifie le contrôle efficace de la goutte.

CHAPITRE 5 : RECETTES DE SMOOTHIE.

RECETTES DE BASE POUR DÉBUTANTS

<u>Smoothie Cerise Vanille</u>

- **Portions : deux.**
- **Temps de préparation : 5 minutes.**

Ingrédients:

- 1 tasse de cerises dénoyautées, fraîches ou surgelées.
- Une tasse de lait d'amande non sucré.
- 1/2 tasse de yaourt grec.
- 1 cuillère à café d'extrait de vanille.
- Une cuillère à soupe de miel (facultatif)
- Glaçons d'une demi-tasse

Instructions :

- Préparez les ingrédients en dénoyautant les cerises si vous en utilisez des fraîches.
- Mélangez les cerises, le lait d'amande, le yaourt grec, l'extrait de vanille, le miel (le cas échéant) et les glaçons dans un mélangeur.
- Mélanger à puissance élevée jusqu'à consistance lisse et crémeuse.
- Servir : Verser dans des verres et boire immédiatement.

Informations nutritionnelles : 150 calories, 6 g de protéines, 25 g de glucides, 3 g de fibres, 20 g de sucres et 3 g de matières grasses.

<u>Smoothie à l'ananas et au persil</u>

- **Portions : deux.**
- **Temps de préparation : 5 minutes.**

Ingrédients:

- 1 tasse de morceaux d'ananas, frais ou surgelés.
- 1/2 tasse de feuilles de persil frais.
- Une tasse d'eau de coco.
- 1/2 tasse de yaourt grec.
- Une cuillère à soupe de miel (facultatif)
- Glaçons d'une demi-tasse

Instructions :

- Préparez les ingrédients en hachant l'ananas, si vous l'utilisez frais.
- Mélanger : Mélangez l'ananas, le persil, l'eau de coco, le yaourt grec, le miel (le cas échéant) et les glaçons dans le mélangeur.
- Mélanger à puissance élevée jusqu'à consistance lisse et bien incorporée.
- Servir : Verser dans des verres et boire immédiatement.

Informations nutritionnelles : 120 calories, 5 g de protéines, 22 g de glucides, 2 g de fibres, 18 g de sucres et 2 g de matières grasses.

<u>Smoothie aux bleuets et aux épinards</u>

- **Portions : deux.**
- **Temps de préparation : 5 minutes.**

Ingrédients:

- 1 tasse de bleuets, frais ou surgelés.
- Une tasse de feuille d'épinard.
- Une tasse de lait d'amande non sucré.
- 1/2 tasse de yaourt grec.
- Une cuillère à soupe de graines de chia.
- Glaçons d'une demi-tasse

Instructions :

- Préparez les ingrédients : Rincez les feuilles d'épinards.
- Mélanger : Mélanger les myrtilles, les épinards, le lait d'amande, le yaourt grec, les graines de chia et les glaçons dans un mélangeur.
- Mélanger à puissance élevée jusqu'à consistance lisse et crémeuse.
- Servir : Verser dans des verres et boire immédiatement.

Informations nutritionnelles : 140 calories, 6 g de protéines, 24 g de glucides, 5 g de fibres, 15 g de sucres et 3 g de matières grasses.

<u>Smoothie banane-amande</u>

- **Portions : deux.**
- **Temps de préparation : 5 minutes.**

Ingrédients:

- Une banane mûre.
- Une tasse de lait d'amande non sucré.
- 1/2 tasse de yaourt grec.
- Une cuillère à soupe de beurre d'amande.
- Une cuillère à soupe de miel (facultatif)
- Glaçons d'une demi-tasse

Instructions :

- Préparez les ingrédients en épluchant la banane.
- Mélanger : Mélangez la banane, le lait d'amande, le yaourt grec, le beurre d'amande, le miel (le cas échéant) et les glaçons dans le mélangeur.
- Mélanger à puissance élevée jusqu'à consistance lisse et crémeuse.
- Servir : Verser dans des verres et boire immédiatement.

Informations nutritionnelles : 180 calories, 7 g de protéines, 28 g de glucides, 4 g de fibres, 18 g de sucres et 6 g de matières grasses.

Smoothie aux carottes et au gingembre

- **Portions : deux.**
- **Temps de préparation : 5 minutes.**

Ingrédients:

- 1 tasse de carottes, hachées
- Un morceau de gingembre de la taille d'un pouce, pelé et haché.
- Une tasse de jus d'orange.
- 1/2 tasse de yaourt grec.
- Une cuillère à soupe de miel (facultatif)
- Glaçons d'une demi-tasse

Instructions:

- Préparez les ingrédients en épluchant et en hachant les carottes et le gingembre.
- Mélanger : Mélanger les carottes, le gingembre, le jus d'orange, le yaourt grec, le miel (le cas échéant) et les glaçons dans un mélangeur.
- Mélanger à puissance élevée jusqu'à consistance lisse et bien incorporée.
- Servir : Verser dans des verres et boire immédiatement.

Informations nutritionnelles : 130 calories, 5 g de protéines, 25 g de glucides, 3 g de fibres, 18 g de sucres et 2 g de matières grasses.

Smoothie Pêches

- **Portions : deux.**
- **Temps de préparation : 5 minutes.**

Ingrédients:

- 1 tasse de pêches fraîches ou surgelées, tranchées
- 1/2 tasse de flocons d'avoine.
- Une tasse de lait d'amande non sucré.
- 1/2 tasse de yaourt grec.
- Une cuillère à soupe de miel (facultatif)
- Glaçons d'une demi-tasse

Instructions :

- Pour préparer les ingrédients, coupez les pêches en tranches si vous les utilisez fraîches.
- Mélanger : Mélanger les pêches, les flocons d'avoine, le lait d'amande, le yaourt grec, le miel (le cas échéant) et les glaçons dans un mélangeur.
- Mélanger à puissance élevée jusqu'à consistance lisse et crémeuse.
- Servir : Verser dans des verres et boire immédiatement.

Informations nutritionnelles : 180 calories, 7 g de protéines, 30 g de glucides, 4 g de fibres, 18 g de sucres et 4 g de matières grasses.

<u>Smoothie aux fraises et au basilic.</u>

- **Portions : deux.**
- **Temps de préparation : 5 minutes.**

Ingrédients:

- Une tasse de fraises (fraîches ou surgelées)
- 1/2 tasse de feuilles de basilic frais.
- Une tasse de lait d'amande non sucré.
- 1/2 tasse de yaourt grec.
- Une cuillère à soupe de miel (facultatif)
- Glaçons d'une demi-tasse

Instructions:

- Préparez les ingrédients : Rincez les fraises et les feuilles de basilic.
- Mélangez les fraises, les feuilles de basilic, le lait d'amande, le yaourt grec, le miel (le cas échéant) et les glaçons dans un mélangeur.
- Mélanger à puissance élevée jusqu'à consistance lisse et bien incorporée.
- Servir : Verser dans des verres et boire immédiatement.

Informations nutritionnelles : 140 calories, 6 g de protéines, 22 g de glucides, 3 g de fibres, 15 g de sucres et 3 g de matières grasses.

<u>Smoothie Concombre Kiwi</u>

- **Portions : deux.**
- **Temps de préparation : 5 minutes.**

Ingrédients:

- 1 concombre pelé et tranché.
- Deux kiwis pelés et tranchés.
- Une tasse d'eau de coco.
- 1/2 tasse de yaourt grec.
- Une cuillère à soupe de miel (facultatif)
- Glaçons d'une demi-tasse

Instructions :

- Préparez les ingrédients : épluchez et hachez les concombres et les kiwis.
- Mélangez le concombre, les kiwis, l'eau de coco, le yaourt grec, le miel (le cas échéant) et les glaçons dans un mélangeur.
- Mélanger à puissance élevée jusqu'à consistance lisse et crémeuse.
- Servir : Verser dans des verres et boire immédiatement.

Informations nutritionnelles : 120 calories, 5 g de protéines, 20 g de glucides, 3 g de fibres, 15 g de sucres et 2 g de matières grasses.

<u>Smoothie Framboise Citron.</u>

- **Portions : deux.**
- **Temps de préparation : 5 minutes.**

Ingrédients:

- 1 tasse de framboises, fraîches ou surgelées.
- Une cuillère à soupe de jus de citron.
- Une tasse de lait d'amande non sucré.
- 1/2 tasse de yaourt grec.
- Une cuillère à soupe de miel (facultatif)
- Glaçons d'une demi-tasse

Instructions :

• Préparez les ingrédients : Rincez les framboises.

• Mélangez les framboises, le jus de citron, le lait d'amande, le yaourt grec, le miel (le cas échéant) et les glaçons dans un mélangeur.

• Mélanger à puissance élevée jusqu'à consistance lisse et bien incorporée.

• Servir : Verser dans des verres et boire immédiatement.

Informations nutritionnelles : 130 calories, 6 g de protéines, 22 g de glucides, 5 g de fibres, 15 g de sucres et 3 g de matières grasses.

<u>Smoothie aux carottes et à l'orange</u>

- **Portions : deux.**
- **Temps de préparation : 5 minutes.**

Ingrédients:

- 1 tasse de carottes, hachées
- 1 orange pelée et segmentée.
- Une tasse de jus d'orange.
- 1/2 tasse de yaourt grec.
- Une cuillère à soupe de miel (facultatif)
- Glaçons d'une demi-tasse

Instructions:

- Préparez les ingrédients : Épluchez et coupez les carottes et les oranges.
- Mélanger : Mélanger les carottes, les quartiers d'orange, le jus d'orange, le yaourt grec, le miel (le cas échéant) et les glaçons dans un mélangeur.
- Mélanger à puissance élevée jusqu'à consistance lisse et bien incorporée.
- Servir : Verser dans des verres et boire immédiatement.

Informations nutritionnelles : 140 calories, 5 g de protéines, 28 g de glucides, 4 g de fibres, 20 g de sucres et 2 g de matières grasses.

<u>Smoothie à la betterave et à la grenade</u>

- **Portions : deux.**
- **Temps de préparation : 5 minutes.**

Ingrédients:

- Une tasse de graines de grenade
- 1 petite betterave pelée et tranchée.
- Une tasse de lait d'amande non sucré.
- 1/2 tasse de yaourt grec.
- Une cuillère à soupe de miel (facultatif)
- Glaçons d'une demi-tasse

Instructions:

- Préparez les ingrédients : épluchez et coupez les betteraves.
- Mélanger : Mélanger les graines de grenade, la betterave, le lait d'amande, le yaourt grec, le miel (le cas échéant) et les glaçons dans un mélangeur.
- Mélanger à puissance élevée jusqu'à consistance lisse et bien incorporée.
- Servir : Verser dans des verres et boire immédiatement.

Informations nutritionnelles : 160 calories, 6 g de protéines, 30 g de glucides, 5 g de fibres, 20 g de sucres et 3 g de matières grasses.

Smoothie au pamplemousse et au romarin

- **Portions : deux.**
- **Temps de préparation : 5 minutes.**

Ingrédients:

- Un pamplemousse pelé et segmenté.
- 1 brin de romarin frais (feuilles uniquement).
- Une tasse de lait d'amande non sucré.
- 1/2 tasse de yaourt grec.
- Une cuillère à soupe de miel (facultatif)
- Glaçons d'une demi-tasse

Instructions:

- Préparez les ingrédients en épluchant et en segmentant le pamplemousse.
- Mélangez les segments de pamplemousse, les feuilles de romarin, le lait d'amande, le yaourt grec, le miel (le cas échéant) et les glaçons dans un mélangeur.
- Mélanger à puissance élevée jusqu'à consistance lisse et bien incorporée.
- Servir : Verser dans des verres et boire immédiatement.

Informations nutritionnelles : 130 calories, 6 g de protéines, 22 g de glucides, 3 g de fibres, 15 g de sucres et 3 g de matières grasses.

<u>Smoothie citron-concombre</u>

- **Portions : deux.**
- **Temps de préparation : 5 minutes.**

Ingrédients:

- 1 concombre pelé et tranché.
- Une cuillère à soupe de jus de citron.
- Une tasse d'eau de coco.
- 1/2 tasse de yaourt grec.
- Une cuillère à soupe de miel (facultatif)
- Glaçons d'une demi-tasse

Instructions:

- Préparez les ingrédients : épluchez et hachez le concombre.
- Mélangez le concombre, le jus de citron, l'eau de coco, le yaourt grec, le miel (le cas échéant) et les glaçons dans un mélangeur.
- Mélanger à puissance élevée jusqu'à consistance lisse et crémeuse.
- Servir : Verser dans des verres et boire immédiatement.

Informations nutritionnelles : 110 calories, 5 g de protéines, 18 g de glucides, 2 g de fibres, 12 g de sucres et 2 g de matières grasses.

<u>Smoothie aux mûres et à la sauge</u>

- **Portions : deux.**
- **Temps de préparation : 5 minutes.**

Ingrédients:

- 1 tasse de mûres, fraîches ou surgelées.
- 1 cuillère à café de feuilles de sauge fraîches, hachées
- Une tasse de lait d'amande non sucré.
- 1/2 tasse de yaourt grec.
- Une cuillère à soupe de miel (facultatif)
- Glaçons d'une demi-tasse

Instructions:

- Préparez les ingrédients : Rincez les mûres et hachez les feuilles de sauge.
- Mélanger : Mélanger les mûres, les feuilles de sauge, le lait d'amande, le yaourt grec, le miel (le cas échéant) et les glaçons dans un mélangeur.
- Mélanger à puissance élevée jusqu'à consistance lisse et bien incorporée.
- Servir : Verser dans des verres et boire immédiatement.

Informations nutritionnelles : 140 calories, 6 g de protéines, 22 g de glucides, 5 g de fibres, 15 g de sucres et 3 g de matières grasses.

Smoothie Abricot-Amande

- **Portions : deux.**
- **Temps de préparation : 5 minutes.**

Ingrédients:

- 1 tasse d'abricots (frais ou secs, dénoyautés et coupés en dés).
- Une cuillère à soupe de beurre d'amande.
- Une tasse de lait d'amande non sucré.
- 1/2 tasse de yaourt grec.
- Une cuillère à soupe de miel (facultatif)
- Glaçons d'une demi-tasse

Instructions:

- Préparez les ingrédients. Si vous utilisez des abricots frais, dénoyautez-les et coupez-les.
- Mélanger : Mélanger les abricots, le beurre d'amande, le lait d'amande, le yaourt grec, le miel (le cas échéant) et les glaçons dans un mélangeur.
- Mélanger à puissance élevée jusqu'à consistance lisse et crémeuse.
- Servir : Verser dans des verres et boire immédiatement.

Informations nutritionnelles : Calories : 170 ; protéines : 7g ; glucides : 25g ; fibres : 4g ; sucres : 18g ; matière grasse : 6g.

Smoothie au miel et au cantaloup

- **Portions : deux.**
- **Temps de préparation : 5 minutes.**

Ingrédients:

- 1 tasse de cantaloup, haché
- 1 cuillère à soupe de miel.
- Une tasse de lait d'amande non sucré.
- 1/2 tasse de yaourt grec.
- Glaçons d'une demi-tasse

Instructions:

- Préparez les ingrédients en hachant le cantaloup.
- Mélangez le cantaloup, le miel, le lait d'amande, le yaourt grec et les glaçons.

- Mélanger à puissance élevée jusqu'à consistance lisse et bien incorporée.
- Servir : Verser dans des verres et boire immédiatement.

Informations nutritionnelles : 150 calories, 6 g de protéines, 26 g de glucides, 2 g de fibres, 20 g de sucres et 3 g de matières grasses.

RECETTES THÉRAPEUTIQUES AVANCÉES

<u>Smoothie acidulé aux cerises et au curcuma.</u>

- **Portions : deux.**
- **Temps de préparation : 5 minutes.**

Ingrédients:

- 1 tasse de cerises acidulées (fraîches ou surgelées, dénoyautées)
- Une tasse de lait d'amande non sucré.
- 1/2 tasse de yaourt grec.
- 1/2 cuillère à café de poudre de curcuma.
- Une cuillère à soupe de miel (facultatif)
- Glaçons d'une demi-tasse

Instructions:

- Préparez les ingrédients en dénoyautant les cerises, si vous les utilisez fraîches.
- Mélanger les cerises acidulées, le lait d'amande, le yaourt grec, la poudre de curcuma, le miel (le cas échéant) et les glaçons dans un mélangeur.
- Mélanger à puissance élevée jusqu'à consistance lisse et crémeuse.
- Servir : Verser dans des verres et boire immédiatement.

Informations nutritionnelles : 150 calories, 6 g de protéines, 25 g de glucides, 3 g de fibres, 20 g de sucres et 3 g de matières grasses.

<u>**Smoothie détox au céleri et à la coriandre.**</u>

- **Portions : deux.**
- **Temps de préparation : 5 minutes.**

Ingrédients:

- 2 branches de céleri hachées.
- 1/2 tasse de feuilles de coriandre fraîche.
- Une tasse d'eau de coco.
- 1/2 tasse de yaourt grec.
- Une cuillère à soupe de jus de citron.
- Glaçons d'une demi-tasse

Instructions :

- Préparez les ingrédients : hachez le céleri et rincez les feuilles de coriandre.
- Mélangez le céleri, la coriandre, l'eau de coco, le yaourt grec, le jus de citron et les glaçons dans un mélangeur.
- Mélanger à puissance élevée jusqu'à consistance lisse et bien incorporée.
- Servir : Verser dans des verres et boire immédiatement.

Informations nutritionnelles : 100 calories, 5 g de protéines, 15 g de glucides, 2 g de fibres, 10 g de sucres et 2 g de matières grasses.

<u>Smoothie au chou frisé et à l'aloe vera.</u>

- **Portions : deux.**
- **Temps de préparation : 5 minutes.**

Ingrédients:

- 1 tasse de feuilles de chou frisé, tiges enlevées.
- 1 cuillère à café de gel d'aloe vera (comestible)
- Une tasse de lait d'amande non sucré.
- 1/2 tasse de yaourt grec.
- Une cuillère à soupe de miel (facultatif)
- Glaçons d'une demi-tasse

Instructions :

- Préparez les ingrédients : Rincez les feuilles de chou frisé et retirez les tiges.
- Mélanger : Mélanger le chou frisé, le gel d'aloe vera, le lait d'amande, le yaourt grec, le miel (le cas échéant) et les glaçons dans un mélangeur.
- Mélanger à puissance élevée jusqu'à consistance lisse et crémeuse.
- Servir : Verser dans des verres et boire immédiatement.

Informations nutritionnelles : 120 calories, 6 g de protéines, 18 g de glucides, 3 g de fibres, 12 g de sucres et 3 g de matières grasses.

<u>Smoothie betterave cerise</u>

- **Portions : deux.**
- **Temps de préparation : 5 minutes.**

Ingrédients:

- 1 petite betterave pelée et tranchée.
- 1 tasse de cerises dénoyautées, fraîches ou surgelées.
- Une tasse de lait d'amande non sucré.
- 1/2 tasse de yaourt grec.
- Une cuillère à soupe de miel (facultatif)
- Glaçons d'une demi-tasse

Instructions :

- Préparez les ingrédients : épluchez et hachez la betterave, et dénoyautez les cerises si elles sont fraîches.
- Dans un mélangeur, mélanger les betteraves, les cerises, le lait d'amande, le yaourt grec, le miel (le cas échéant) et les glaçons.
- Mélanger à puissance élevée jusqu'à consistance lisse et bien incorporée.
- Servir : Verser dans des verres et boire immédiatement.

Informations nutritionnelles : 160 calories, 6 g de protéines, 30 g de glucides, 5 g de fibres, 20 g de sucres et 3 g de matières grasses.

Smoothie Concombre-Chlorelle

- **Portions : deux.**
- **Temps de préparation : 5 minutes.**

Ingrédients:

- 1 concombre pelé et tranché.
- Une cuillère à café de poudre de chlorelle.
- Une tasse d'eau de coco.
- 1/2 tasse de yaourt grec.
- Une cuillère à soupe de miel (facultatif)
- Glaçons d'une demi-tasse

Instructions:

- Préparez les ingrédients : épluchez et hachez le concombre.
- Mélangez le concombre, la poudre de chlorelle, l'eau de coco, le yaourt grec, le miel (le cas échéant) et les glaçons dans un mélangeur.
- Mélanger à puissance élevée jusqu'à consistance lisse et crémeuse.
- Servir : Verser dans des verres et boire immédiatement.

Informations nutritionnelles : 110 calories, 5 g de protéines, 18 g de glucides, 2 g de fibres, 12 g de sucres et 2 g de matières grasses.

Smoothie Grenade-Mûre

- **Portions : deux.**
- **Temps de préparation : 5 minutes.**

Ingrédients:

- Une tasse de graines de grenade
- 1 tasse de mûres, fraîches ou surgelées.
- Une tasse de lait d'amande non sucré.
- 1/2 tasse de yaourt grec.
- Une cuillère à soupe de miel (facultatif)
- Glaçons d'une demi-tasse

Instructions :

- Préparez les ingrédients : Rincez les mûres.
- Mélanger : Mélangez les graines de grenade, les mûres, le lait d'amande, le yaourt grec, le miel (le cas échéant) et les glaçons dans le mélangeur.
- Mélanger à puissance élevée jusqu'à consistance lisse et bien incorporée.
- Servir : Verser dans des verres et boire immédiatement.

Informations nutritionnelles : 150 calories, 6 g de protéines, 28 g de glucides, 5 g de fibres, 18 g de sucres et 3 g de matières grasses.

<u>Smoothie aux bleuets et aux graines de lin</u>

- **Portions : deux.**
- **Temps de préparation : 5 minutes.**

Ingrédients:

- 1 tasse de bleuets, frais ou surgelés.
- Une cuillère à soupe de graines de lin
- Une tasse de lait d'amande non sucré.
- 1/2 tasse de yaourt grec.
- Une cuillère à soupe de miel (facultatif)
- Glaçons d'une demi-tasse

Instructions:

- Préparez les ingrédients : Si vous utilisez des myrtilles fraîches, rincez-les soigneusement.
- Mélangez les myrtilles, les graines de lin, le lait d'amande, le yaourt grec, le miel (le cas échéant) et les glaçons dans un mélangeur.
- Mélanger à puissance élevée jusqu'à consistance lisse et crémeuse.
- Servir : Verser dans des verres et boire immédiatement.

Informations nutritionnelles : 140 calories, 6 g de protéines, 22 g de glucides, 5 g de fibres, 15 g de sucres et 3 g de matières grasses.

<u>Smoothie aux fraises et aux baies de Goji.</u>

- **Portions : deux.**
- **Temps de préparation : 5 minutes.**

Ingrédients:

- Une tasse de fraises (fraîches ou surgelées)
- 2 cuillères à soupe de baies de goji.
- Une tasse de lait d'amande non sucré.
- 1/2 tasse de yaourt grec.
- Une cuillère à soupe de miel (facultatif)
- Glaçons d'une demi-tasse

Instructions :

- Préparez les ingrédients : Si vous utilisez des fraises fraîches, rincez-les soigneusement.
- Mélangez les fraises, les baies de goji, le lait d'amande, le yaourt grec, le miel (le cas échéant) et les glaçons dans un mélangeur.
- Mélanger à puissance élevée jusqu'à consistance lisse et bien incorporée.
- Servir : Verser dans des verres et boire immédiatement.

Informations nutritionnelles : 150 calories, 6 g de protéines, 25 g de glucides, 4 g de fibres, 18 g de sucres et 3 g de matières grasses.

Smoothie avocat spiruline.

- **Portions : deux.**
- **Temps de préparation : 5 minutes.**

Ingrédients:

- Un avocat mûr.
- 1 cuillère à café de poudre de spiruline.
- Une tasse de lait d'amande non sucré.
- 1/2 tasse de yaourt grec.
- Une cuillère à soupe de miel (facultatif)
- Glaçons d'une demi-tasse

Instructions :

- Préparez les ingrédients en épluchant et en dénoyautant l'avocat.
- Mélangez l'avocat, la poudre de spiruline, le lait d'amande, le yaourt grec, le miel (le cas échéant) et les glaçons dans un mélangeur.
- Mélanger à puissance élevée jusqu'à consistance lisse et crémeuse.
- Servir : Verser dans des verres et boire immédiatement.

Informations nutritionnelles : 180 calories, 7 g de protéines, 18 g de glucides, 6 g de fibres, 12 g de sucres et 10 g de matières grasses.

<u>Smoothie à la papaye et au citron vert</u>

- **Portions : deux.**
- **Temps de préparation : 5 minutes.**

Ingrédients:

- 1 tasse de papaye, pelée et tranchée.
- 1 cuillère à soupe de jus de citron vert.
- Une tasse d'eau de coco.
- 1/2 tasse de yaourt grec.
- Une cuillère à soupe de miel (facultatif)
- Glaçons d'une demi-tasse

Instructions:

- Préparez les ingrédients en épluchant et en hachant la papaye.
- Mélangez la papaye, le jus de citron vert, l'eau de coco, le yaourt grec, le miel (le cas échéant) et les glaçons dans un mélangeur.
- Mélanger à puissance élevée jusqu'à consistance lisse et bien incorporée.
- Servir : Verser dans des verres et boire immédiatement.

Informations nutritionnelles : 130 calories, 5 g de protéines, 25 g de glucides, 3 g de fibres, 18 g de sucres et 2 g de matières grasses.

<u>Smoothie aux canneberges et aux amandes</u>

- **Portions : deux.**
- **Temps de préparation : 5 minutes.**

Ingrédients:

- 1 tasse de canneberges, fraîches ou surgelées.
- Une cuillère à soupe de beurre d'amande.
- Une tasse de lait d'amande non sucré.
- 1/2 tasse de yaourt grec.
- Une cuillère à soupe de miel (facultatif)
- Glaçons d'une demi-tasse

Instructions :

- Préparez les ingrédients : Si vous utilisez des canneberges fraîches, rincez-les soigneusement.
- Mélanger : Mélanger les canneberges, le beurre d'amande, le lait d'amande, le yaourt grec, le miel (le cas échéant) et les glaçons dans un mélangeur.
- Mélanger à puissance élevée jusqu'à consistance lisse et crémeuse.
- Servir : Verser dans des verres et boire immédiatement.

Informations nutritionnelles : 160 calories, 7 g de protéines, 22 g de glucides, 4 g de fibres, 15 g de sucres et 6 g de matières grasses.

Smoothie aux graines de citrouille et au cacao

- **Portions : deux.**
- **Temps de préparation : 5 minutes.**

Ingrédients:

- Une cuillère à soupe de graines de citrouille
- Une cuillère à soupe de poudre de cacao
- Une tasse de lait d'amande non sucré.
- 1/2 tasse de yaourt grec.
- Une banane mûre.
- Une cuillère à soupe de miel (facultatif)
- Glaçons d'une demi-tasse

Instructions :

- Préparez les ingrédients en épluchant la banane.
- Mélangez les graines de citrouille, la poudre de cacao, le lait d'amande, le yaourt grec, la banane, le miel (le cas échéant) et les glaçons dans un mélangeur.
- Mélanger à puissance élevée jusqu'à consistance lisse et crémeuse.
- Servir : Verser dans des verres et boire immédiatement.

Informations nutritionnelles : 180 calories, 8 g de protéines, 28 g de glucides, 5 g de fibres, 18 g de sucres et 6 g de matières grasses.

Smoothie au chou rouge et à l'ananas

- **Portions : deux.**
- **Temps de préparation : 5 minutes.**

Ingrédients:

- 1 tasse de chou rouge, haché
- 1 tasse de morceaux d'ananas, frais ou surgelés.
- Une tasse de lait d'amande non sucré.
- 1/2 tasse de yaourt grec.
- Une cuillère à soupe de miel (facultatif)
- Glaçons d'une demi-tasse

Instructions :

- Préparez les ingrédients : Hachez le chou rouge et l'ananas, si vous en utilisez frais.
- Mélanger : Mélanger le chou rouge, l'ananas, le lait d'amande, le yaourt grec, le miel (le cas échéant) et les glaçons dans un mélangeur.
- Mélanger à puissance élevée jusqu'à consistance lisse et bien incorporée.
- Servir : Verser dans des verres et boire immédiatement.

Informations nutritionnelles : 140 calories, 6 g de protéines, 25 g de glucides, 4 g de fibres, 18 g de sucres et 3 g de matières grasses.

Smoothie patate douce et maca

- **Portions : deux.**
- **Temps de préparation : 5 minutes.**

Ingrédients:

- Une petite patate douce, cuite et réfrigérée.
- Une cuillère à café de poudre de maca.
- Une tasse de lait d'amande non sucré.
- 1/2 tasse de yaourt grec.
- Une cuillère à soupe de miel (facultatif)
- Glaçons d'une demi-tasse

Instructions :

- Préparez les ingrédients : Faites cuire et réfrigérez la patate douce, puis épluchez-la et coupez-la.
- Mélangez la patate douce, la poudre de maca, le lait d'amande, le yaourt grec, le miel (le cas échéant) et les glaçons dans un mélangeur.
- Mélanger à puissance élevée jusqu'à consistance lisse et crémeuse.
- Servir : Verser dans des verres et boire immédiatement.

Informations nutritionnelles : 160 calories, 6 g de protéines, 28 g de glucides, 4 g de fibres, 15 g de sucres et 3 g de matières grasses.

<u>Smoothie aux asperges et au citron</u>

- **Portions : deux.**
- **Temps de préparation : 5 minutes.**

Ingrédients:

- 1 tasse d'asperges, hachées
- Une cuillère à soupe de jus de citron.
- Une tasse d'eau de coco.
- 1/2 tasse de yaourt grec.
- Une cuillère à soupe de miel (facultatif)
- Glaçons d'une demi-tasse

Instructions :

- Préparez les ingrédients en coupant les asperges.
- Mélangez les asperges, le jus de citron, l'eau de coco, le yaourt grec, le miel (le cas échéant) et les glaçons dans un mélangeur.
- Mélanger à puissance élevée jusqu'à consistance lisse et bien incorporée.
- Servir : Verser dans des verres et boire immédiatement.

Informations nutritionnelles : 110 calories, 5 g de protéines, 18 g de glucides, 3 g de fibres, 12 g de sucres et 2 g de matières grasses.

<u>Smoothie aux graines de chanvre et au gingembre.</u>

- **Portions : deux.**
- **Temps de préparation : 5 minutes.**

Ingrédients:

- Un morceau de gingembre de la taille d'un pouce, pelé et haché.
- Une cuillère à soupe de graines de chanvre
- Une tasse de lait d'amande non sucré.
- 1/2 tasse de yaourt grec.
- Une cuillère à soupe de miel (facultatif)
- Glaçons d'une demi-tasse

Instructions:

- Préparez les ingrédients en épluchant et en hachant le gingembre.
- Mélangez le gingembre, les graines de chanvre, le lait d'amande, le yaourt grec, le miel (le cas échéant) et les glaçons dans un mélangeur.
- Mélanger à puissance élevée jusqu'à consistance lisse et crémeuse.
- Servir : Verser dans des verres et boire immédiatement.

Informations nutritionnelles : 130 calories, 6 g de protéines, 15 g de glucides, 3 g de fibres, 12 g de sucres et 5 g de matières grasses.

<u>Smoothie aux dattes et aux noix</u>

- **Portions : deux.**
- **Temps de préparation : 5 minutes.**

Ingrédients:

- Un quart de tasse de noix
- 4 dattes dénoyautées
- Une tasse de lait d'amande non sucré.
- 1/2 tasse de yaourt grec.
- Glaçons d'une demi-tasse

Instructions :

- Préparez les ingrédients en dénoyautant les dattes.
- Mélanger : Mélanger les noix, les dattes, le lait d'amande, le yaourt grec et les glaçons dans un mélangeur.
- Mélanger à puissance élevée jusqu'à consistance lisse et crémeuse.
- Servir : Verser dans des verres et boire immédiatement.

Informations nutritionnelles : 180 calories, 7 g de protéines, 25 g de glucides, 4 g de fibres, 18 g de sucres et 8 g de matières grasses.

COMBINAISONS SAISONNIÈRES ET EXOTIQUES

<u>Smoothie Bonheur aux Baies d'Été.</u>

- **Portions : deux.**
- **Temps de préparation : 5 minutes.**

Ingrédients:

- 1 tasse de petits fruits mélangés (fraises, framboises, bleuets)
- Une tasse de lait d'amande non sucré.
- 1/2 tasse de yaourt grec.
- Une cuillère à soupe de miel (facultatif)
- Glaçons d'une demi-tasse

Instructions:

- Préparez les ingrédients : Si vous utilisez des baies fraîches, rincez-les soigneusement.
- Mélanger : Mélanger les baies mélangées, le lait d'amande, le yaourt grec, le miel (le cas échéant) et les glaçons dans un mélangeur.
- Mélanger à puissance élevée jusqu'à consistance lisse et crémeuse.
- Servir : Verser dans des verres et boire immédiatement.

Informations nutritionnelles : 140 calories, 6 g de protéines, 22 g de glucides, 5 g de fibres, 15 g de sucres et 3 g de matières grasses.

<u>Smoothie chaud aux agrumes d'hiver.</u>

- **Portions : deux.**
- **Temps de préparation : 5 minutes.**

Ingrédients:

- 1 orange pelée et segmentée.
- 1/2 pamplemousse pelé et segmenté.
- Une tasse de lait d'amande non sucré.
- 1/2 tasse de yaourt grec.
- Une cuillère à soupe de miel (facultatif)
- Glaçons d'une demi-tasse

Instructions:

- Préparez les ingrédients en épluchant et en segmentant l'orange et le pamplemousse.
- Mélangez l'orange, le pamplemousse, le lait d'amande, le yaourt grec, le miel (le cas échéant) et les glaçons.
- Mélanger à puissance élevée jusqu'à consistance lisse et bien incorporée.
- Servir : Verser dans des verres et boire immédiatement.

Informations nutritionnelles : Calories : 130 ; protéines : 6g ; glucides : 24g ; fibres : 4g ; sucres : 18g ; gras : 3g.

<u>Smoothie régénérant vert printanier</u>

Portions : deux.

Temps de préparation : 5 minutes.

Ingrédients:

- Une tasse de feuille d'épinard.
- 1/2 tasse de concombre pelé et tranché.
- Une pomme verte, épépinée et tranchée.
- Une tasse d'eau de coco.
- 1/2 tasse de yaourt grec.
- Une cuillère à soupe de miel (facultatif)
- Glaçons d'une demi-tasse

Instructions :

- Préparez les ingrédients : Rincez les feuilles d'épinards, épluchez et hachez le concombre, puis épépinez et hachez la pomme.
- Mélanger : Mélanger les épinards, le concombre, la pomme, l'eau de coco, le yaourt grec, le miel (le cas échéant) et les glaçons dans un mélangeur.
- Mélanger à puissance élevée jusqu'à consistance lisse et bien incorporée.
- Servir : Verser dans des verres et boire immédiatement.

Informations nutritionnelles : 140 calories, 6 g de protéines, 26 g de glucides, 5 g de fibres, 18 g de sucres et 2 g de matières grasses.

Smoothie Tropical Mangue Passion

- **Portions : deux.**
- **Temps de préparation : 5 minutes.**

Ingrédients:

- 1 tasse de morceaux de mangue, fraîches ou surgelées.
- Un fruit de la passion (pulpe seule).
- Une tasse d'eau de coco.
- 1/2 tasse de yaourt grec.
- Une cuillère à soupe de miel (facultatif)
- Glaçons d'une demi-tasse

Instructions:

- Préparez les ingrédients : Si vous utilisez de la mangue fraîche, épluchez-la, hachez-la et récupérez la pulpe du fruit de la passion.
- Mélanger : Mélanger la mangue, la pulpe de fruit de la passion, l'eau de coco, le yaourt grec, le miel (le cas échéant) et les glaçons dans un mélangeur.
- Mélanger à puissance élevée jusqu'à consistance lisse et crémeuse.
- Servir : Verser dans des verres et boire immédiatement.

Informations nutritionnelles : 150 calories, 5 g de protéines, 28 g de glucides, 4 g de fibres, 20 g de sucres et 2 g de matières grasses.

<u>Smoothie exotique au litchi et aux fruits du dragon.</u>

- **Portions : deux.**
- **Temps de préparation : 5 minutes.**

Ingrédients:

- 1 tasse de fruit du dragon (frais ou surgelé, haché)
- 1/2 tasse de litchi, pelé et dénoyauté.
- Une tasse de lait d'amande non sucré.
- 1/2 tasse de yaourt grec.
- Une cuillère à soupe de miel (facultatif)
- Glaçons d'une demi-tasse

Instructions:

- Préparez les ingrédients en épluchant et en hachant le fruit du dragon et en dénoyautant le litchi.
- Mélange : Mélangez le fruit du dragon, le litchi, le lait d'amande, le yaourt grec, le miel (le cas échéant) et les glaçons dans un mélangeur.
- Mélanger à puissance élevée jusqu'à consistance lisse et bien incorporée.
- Scrvir : Verser dans des verres et boire immédiatement.

Informations nutritionnelles : 140 calories, 6 g de protéines, 24 g de glucides, 4 g de fibres, 18 g de sucres et 3 g de matières grasses.

Smoothie forêt tropicale à l'açaï et au guarana

- **Portions : deux.**
- **Temps de préparation : 5 minutes.**

Ingrédients:

- 1 paquet de purée d'açai (non sucrée)
- Une cuillère à café de poudre de guarana.
- Une tasse de lait d'amande non sucré.
- 1/2 tasse de yaourt grec.
- Une banane.
- Une cuillère à soupe de miel (facultatif)
- Glaçons d'une demi-tasse

Instructions :

- Préparez les ingrédients en épluchant la banane.
- Mélanger : Mélanger la purée d'açaï, la poudre de guarana, le lait d'amande, le yaourt grec, la banane, le miel (le cas échéant) et les glaçons dans un mélangeur.
- Mélanger à puissance élevée jusqu'à consistance lisse et crémeuse.
- Servir : Verser dans des verres et boire immédiatement.

Informations nutritionnelles : 160 calories, 7 g de protéines, 28 g de glucides, 5 g de fibres, 18 g de sucres et 4 g de matières grasses.

Smoothie au tamarin et au baobab de la savane.

- **Portions : deux.**
- **Temps de préparation : 5 minutes.**

Ingrédients:

- Une cuillère à soupe de poudre de baobab
- Une cuillère à soupe de pâtes de tamarin
- Une tasse d'eau de coco.
- 1/2 tasse de yaourt grec.
- Une banane.
- Une cuillère à soupe de miel (facultatif)
- Glaçons d'une demi-tasse

Instructions :

- Préparez les ingrédients en épluchant la banane.
- Mélangez la poudre de baobab, la pâte de tamarin, l'eau de coco, le yaourt grec, la banane, le miel (le cas échéant) et les glaçons dans un mixeur.
- Mélanger à puissance élevée jusqu'à consistance lisse et bien incorporée.
- Servir : Verser dans des verres et boire immédiatement.

Informations nutritionnelles : 150 calories, 6 g de protéines, 26 g de glucides, 4 g de fibres, 18 g de sucres et 3 g de matières grasses.

<u>Smoothie aux airelles et aux chicoutés arctiques</u>

- **Portions : deux.**
- **Temps de préparation : 5 minutes.**

Ingrédients:

- 1 tasse de mûres, fraîches ou surgelées.
- 1/2 tasse d'airelles rouges, fraîches ou surgelées.
- Une tasse de lait d'amande non sucré.
- 1/2 tasse de yaourt grec.
- Une cuillère à soupe de miel (facultatif)
- Glaçons d'une demi-tasse

Instructions:

- Préparez les ingrédients : Si vous utilisez des baies fraîches, rincez-les soigneusement.
- Mélanger : Mélangez les mûres, les airelles, le lait d'amande, le yaourt grec, le miel (le cas échéant) et les glaçons dans le mélangeur.
- Mélanger à puissance élevée jusqu'à consistance lisse et crémeuse.
- Servir : Verser dans des verres et boire immédiatement.

Informations nutritionnelles : 150 calories, 6 g de protéines, 26 g de glucides, 5 g de fibres, 18 g de sucres et 3 g de matières grasses.

<u>Smoothie alpin aux fraises et à la rhubarbe</u>

- **Portions : deux**
- **Temps de préparation : 5 minutes.**

Ingrédients:

- Une tasse de fraises (fraîches ou surgelées)
- 1/2 tasse de rhubarbe hachée.
- Une tasse de lait d'amande non sucré.
- 1/2 tasse de yaourt grec.
- Une cuillère à soupe de miel (facultatif)
- Glaçons d'une demi-tasse

Instructions:

- Préparez les ingrédients : Rincez les fraises et hachez la rhubarbe.
- Mélanger : Mélanger les fraises, la rhubarbe, le lait d'amande, le yaourt grec, le miel (le cas échéant) et les glaçons dans le mélangeur.
- Mélanger à puissance élevée jusqu'à consistance lisse et bien incorporée.
- Servir : Verser dans des verres et boire immédiatement.

Informations nutritionnelles : 140 calories, 6 g de protéines, 24 g de glucides, 4 g de fibres, 16 g de sucres et 3 g de matières grasses.

<u>**Smoothie caribéen à la papaye et au yuzu.**</u>

- **Portions : deux.**
- **Temps de préparation : 5 minutes.**

Ingrédients:

- 1 tasse de morceaux de papaye, fraîches ou surgelées.
- Un yuzu (jus uniquement).
- Une tasse d'eau de coco.
- 1/2 tasse de yaourt grec.
- Une cuillère à soupe de miel (facultatif)
- Glaçons d'une demi-tasse

Instructions :

- Préparez les ingrédients : épluchez et hachez la papaye, puis pressez le yuzu.
- Mélanger : Mélanger la papaye, le jus de yuzu, l'eau de coco, le yaourt grec, le miel (le cas échéant) et les glaçons dans un mélangeur.
- Mélanger à puissance élevée jusqu'à consistance lisse et crémeuse.
- Servir : Verser dans des verres et boire immédiatement.

Informations nutritionnelles : 130 calories, 5 g de protéines, 24 g de glucides, 3 g de fibres, 18 g de sucres et 2 g de matières grasses.

Smoothie Jungle Banane Cacao

- **Portions : deux.**
- **Temps de préparation : 5 minutes.**

Ingrédients:

- 2 bananes, congelées
- Une cuillère à soupe de poudre de cacao
- Une tasse de lait d'amande non sucré.
- 1/2 tasse de yaourt grec.
- Une cuillère à soupe de miel (facultatif)
- Glaçons d'une demi-tasse

Instructions:

- Préparez les ingrédients en épluchant et en congelant les bananes, si elles ne sont pas déjà congelées.
- Mélangez les bananes, la poudre de cacao, le lait d'amande, le yaourt grec, le miel (le cas échéant) et les glaçons dans un mélangeur.
- Mélanger à puissance élevée jusqu'à consistance lisse et crémeuse.
- Servir : Verser dans des verres et boire immédiatement.

Informations nutritionnelles : 160 calories, 6 g de protéines, 30 g de glucides, 5 g de fibres, 20 g de sucres et 3 g de matières grasses.

Smoothie au varech et à l'argousier océanique

- **Portions : deux.**
- **Temps de préparation : 5 minutes.**

Ingrédients:

- 1/2 tasse de baies d'argousier, fraîches ou surgelées.
- Une cuillère à café de poudre de varech.
- Une tasse d'eau de coco.
- 1/2 tasse de yaourt grec.
- Une cuillère à soupe de miel (facultatif)
- Glaçons d'une demi-tasse

Instructions:

- Préparez les ingrédients : Rincez les baies d'argousier, si vous les utilisez fraîches.
- Mélange : Mélangez les baies d'argousier, la poudre de varech, l'eau de coco, le yaourt grec, le miel (le cas échéant) et les glaçons dans un mélangeur.
- Mélanger à puissance élevée jusqu'à consistance lisse et bien incorporée.
- Servir : Verser dans des verres et boire immédiatement.

Informations nutritionnelles : 120 calories, 5 g de protéines, 20 g de glucides, 4 g de fibres, 14 g de sucres et 2 g de matières grasses.

Smoothie volcanique à l'ananas et au gingembre.

- **Portions : deux.**
- **Temps de préparation : 5 minutes.**

Ingrédients:

- 1 tasse de morceaux d'ananas, frais ou surgelés.
- Un morceau de gingembre de la taille d'un pouce, pelé et haché.
- Une tasse d'eau de coco.
- 1/2 tasse de yaourt grec.
- Une cuillère à soupe de miel (facultatif)
- Glaçons d'une demi-tasse

Instructions :

- Préparez les ingrédients en épluchant et en hachant le gingembre.
- Mélangez l'ananas, le gingembre, l'eau de coco, le yaourt grec, le miel (le cas échéant) et les glaçons dans un mélangeur.
- Mélanger à puissance élevée jusqu'à consistance lisse et crémeuse.
- Servir : Verser dans des verres et boire immédiatement.

Informations nutritionnelles : 130 calories, 5 g de protéines, 24 g de glucides, 3 g de fibres, 18 g de sucres et 2 g de matières grasses.

<u>Smoothie aux canneberges et au genévrier de la toundra.</u>

- **Portions : deux.**
- **Temps de préparation : 5 minutes.**

Ingrédients:

- 1 tasse de canneberges, fraîches ou surgelées.
- 1 cuillère à café de baies de genièvre écrasées
- Une tasse de lait d'amande non sucré.
- 1/2 tasse de yaourt grec.
- Une cuillère à soupe de miel (facultatif)
- Glaçons d'une demi-tasse

Instructions :

- Préparez les ingrédients : Si vous utilisez des canneberges fraîches, rincez-les soigneusement et écrasez les baies de genièvre.
- Mélanger : Mélanger les canneberges, les baies de genièvre, le lait d'amande, le yaourt grec, le miel (le cas échéant) et les glaçons dans un mélangeur.
- Mélanger à puissance élevée jusqu'à consistance lisse et bien incorporée.
- Servir : Verser dans des verres et boire immédiatement.

Informations nutritionnelles : 140 calories, 6 g de protéines, 24 g de glucides, 4 g de fibres, 16 g de sucres et 3 g de matières grasses.

<u>**Smoothie aux dattes et aux amandes Oasis.**</u>

- **Portions : deux.**
- **Temps de préparation : 5 minutes.**

Ingrédients:

- 4 dattes dénoyautées
- Un quart de tasse d'amandes
- Une tasse de lait d'amande non sucré.
- 1/2 tasse de yaourt grec.
- Une cuillère à soupe de miel (facultatif)
- Glaçons d'une demi-tasse

Instructions :

- Préparez les ingrédients en dénoyautant les dattes.
- Mélanger : Mélanger les dattes, les amandes, le lait d'amande, le yaourt grec, le miel (le cas échéant) et les glaçons dans un mélangeur.
- Mélanger à puissance élevée jusqu'à consistance lisse et crémeuse.
- Servir : Verser dans des verres et boire immédiatement.

Informations nutritionnelles : 180 calories, 7 g de protéines, 25 g de glucides, 4 g de fibres, 18 g de sucres et 8 g de matières grasses.

Smoothie Highland Framboise & Thym

- **Portions : deux.**
- **Temps de préparation : 5 minutes.**

Ingrédients:

- 1 tasse de framboises, fraîches ou surgelées.
- Une cuillère à café de feuilles de thym frais.
- Une tasse de lait d'amande non sucré.
- 1/2 tasse de yaourt grec.
- Une cuillère à soupe de miel (facultatif)
- Glaçons d'une demi-tasse

Instructions:

- Préparez les ingrédients : Rincez les framboises, si elles sont fraîches, et retirez les feuilles de thym de leurs tiges.
- Mélanger les framboises, les feuilles de thym, le lait d'amande, le yaourt grec, le miel (le cas échéant) et les glaçons dans un mélangeur.
- Mélanger à puissance élevée jusqu'à consistance lisse et bien incorporée.
- Servir : Verser dans des verres et boire immédiatement.

Informations nutritionnelles : 140 calories, 6 g de protéines, 22 g de glucides, 5 g de fibres, 15 g de sucres et 3 g de matières grasses.

CHAPITRE 6 : SECTION BONUS.

Plan de repas smoothie sur 7 jours

Jour 1

- Petit déjeuner : smoothie cerise vanille.
- Déjeuner : Smoothie aux bleuets et aux épinards.
- Dîner : smoothie carotte-gingembre

Jour 2

- Petit-déjeuner : Smoothie à la pêche et à l'avoine.
- Déjeuner : Smoothie Concombre Kiwi.
- Dîner : smoothie aux carottes orange.

Jour 3

- Petit-déjeuner : Smoothie à la betterave et à la grenade.
- Déjeuner : smoothie citron-concombre
- Dîner : Smoothie aux abricots et aux amandes

Jour 4

- Petit-déjeuner : smoothie au miel et au cantaloup.
- Déjeuner : Smoothie détox au céleri et à la coriandre.
- Dîner : Smoothie à la betterave et aux cerises.

Jour 5

- Petit-déjeuner : Smoothie aux bleuets et aux graines de lin.
- Déjeuner : smoothie aux fraises et aux baies de Goji.
- Dîner : Smoothie avocat spiruline.

Jour 6

- Petit déjeuner : smoothie papaye-lime.
- Déjeuner : Smoothie canneberges et amandes.
- Dîner : Smoothie à la patate douce et à la maca.

Jour 7

- Petit déjeuner : Smoothie aux asperges et au citron.
- Déjeuner - Smoothie aux graines de chanvre et au gingembre
- Dîner : Smoothie aux dattes et aux noix.

Suivre vos progrès et vos réalisations tout en suivant un plan de repas smoothie peut être extrêmement motivant et bénéfique pour vos objectifs de santé. Voici quelques stratégies et méthodes pour suivre efficacement votre développement.

1. Fixez-vous des objectifs clairs.

- Établissez des objectifs : décidez de ce que vous souhaitez accomplir avec votre plan de repas smoothie (par exemple, perte de poids, amélioration de la digestion, réduction des symptômes de la goutte).
- Fixez des jalons : divisez vos objectifs en éléments plus petits et plus réalisables.

2. Tenez un journal alimentaire.

- Tenez un journal quotidien des smoothies que vous consommez, en notant les ingrédients et les quantités.
- Prenez des notes : notez ce que vous ressentez après chaque repas, y compris tout changement dans les niveaux d'énergie, la digestion ou les symptômes de goutte.

3. Utilisez une application de suivi.

- Applications : utilisez MyFitnessPal, Chronometer ou perdez-le ! pour enregistrer les smoothies et mesurer l'apport nutritionnel.
- Fonctionnalités : ces applications fournissent fréquemment des informations sur votre consommation quotidienne de nutriments et vous aident à rester sur la cible.

4. Surveiller les changements physiques

- Poids : Pesez-vous régulièrement et notez vos résultats.

- Mesures : utilisez les mesures corporelles (taille, hanches, etc.) pour surveiller les changements dans la composition corporelle.
- Photographies : utilisez des images de progression pour documenter visuellement les améliorations au fil du temps.

5. Suivez les mesures de santé.

- Tests sanguins : si vous souffrez de goutte, vérifiez régulièrement votre taux d'acide urique, ainsi que d'autres marqueurs de santé pertinents.
- Symptômes : documentez toute poussée de goutte ou toute amélioration des symptômes.

6. Réfléchissez et ajustez-vous.

- Bilan hebdomadaire : examinez vos progrès à la fin de chaque semaine. Prenez note de ce qui a fonctionné et de ce qui n'a pas fonctionné.
- Ajustez vos recettes de smoothies ou votre plan alimentaire en fonction de vos observations et de vos résultats.

7. Restez cohérent.

- Routine : Pour de meilleurs résultats, suivez régulièrement votre plan de repas et votre routine de suivi des smoothies.
- Soutien : envisagez de rejoindre un groupe de soutien ou de trouver un ami pour partager votre expérience et vous encourager.

En suivant ces étapes, vous pouvez suivre efficacement vos progrès et apporter des modifications éclairées à votre plan de repas smoothie, vous assurant ainsi de rester en phase pour atteindre vos objectifs de santé.

CONCLUSION

Merci d'avoir commencé ce chemin vers une meilleure santé avec nos recettes de smoothies anti-goutte. Nous espérons que ces smoothies savoureux et nutritifs ont non seulement satisfait vos papilles gustatives, mais ont également amélioré votre santé globale. Chaque plat a été soigneusement créé pour contenir des composants excellents pour la gestion de la goutte, vous permettant de savourer vos repas en toute confiance.

Pendant que vous expérimentez et appréciez ces recettes, nous vous invitons à suivre vos progrès et toute amélioration de vos symptômes. Votre avis est extrêmement important pour nous et nous serions ravis de connaître vos expériences.

Si vous avez apprécié ce livre de recettes et trouvé les recettes utiles, veuillez laisser un commentaire positif. Vos commentaires honnêtes nous permettent de développer et d'atteindre davantage de personnes susceptibles de bénéficier de ces recettes.

Merci pour votre soutien et meilleurs vœux dans votre quête d'une meilleure santé !